AF383760

DU

TRAITEMENT DES MÉTRORRHAGIES

PAR LA FARADISATION

PAR

Le Dr André PHILIPPOT

PARIS

ANCIENNE LIBRAIRIE GERMER BAILLIÈRE ET Cie

FÉLIX ALCAN, ÉDITEUR

108, BOULEVARD SAINT-GERMAIN, 108

—

1900

DU

TRAITEMENT DES MÉTRORRHAGIES
PAR LA FARADISATION

COULOMMIERS

Imprimerie PAUL BRODARD.

DU

TRAITEMENT DES MÉTRORRHAGIES

PAR LA FARADISATION

PAR

Le Dr André PHILIPPOT

—•❦•—

PARIS

ANCIENNE LIBRAIRIE GERMER BAILLIÈRE ET Cie

FÉLIX ALCAN, ÉDITEUR

108, BOULEVARD SAINT-GERMAIN, 108

—

1900

A LA MÉMOIRE DE MA MÈRE

A MON PÈRE

MEIS ET AMICIS

A MON MAITRE

M. LE PROFESSEUR E. DOUMER

AVANT-PROPOS

Ce modeste travail nous a été inspiré par notre maître M. le Professeur Doumer, dont nous avons été l'assistant pendant l'année qui vient de s'écouler. C'est lui qui guida nos premiers pas et encouragea nos efforts dans cette branche de la science médicale, et nous lui devons les quelques connaissances que nous avons acquises en électrothérapie; il s'est toujours montré à notre égard plein de sollicitude et n'a jamais cessé de nous prodiguer ses conseils; qu'il veuille bien accepter ici l'assurance de notre profonde reconnaissance et de notre entier dévouement.

A M. le Professeur Verdun merci du fond du cœur de s'être toujours montré pour nous non seulement un maître plein de bienveillance, mais un ami précieux et sincère.

INTRODUCTION

Les nouveautés médicales ont de tout temps rencontré des sceptiques, et cela est particulièrement vrai en ce qui concerne l'électrothérapie. Nombreux sont ceux qui, actuellement encore, n'accueillent qu'avec une extrême froideur, nous dirons même avec défiance, la publication des résultats si brillants et si remarquables obtenus dans cette branche de l'art médical. Peu à peu, cependant, par la force même des choses, ces résultats finissent par s'imposer, mais on dirait vraiment que ce n'est qu'à regret que beaucoup les acceptent, espérant un jour ou l'autre prendre leur revanche lorsque la méthode leur paraîtra en défaut. Nous ne comprenons pas cette méfiance extrême d'un grand nombre de praticiens vis-à-vis d'un agent thérapeutique aussi puissant. N'est-ce pas en refusant toute espèce de contrôle que les sciences marquent le pas et ne font plus aucun progrès? D'autre part, la radiographie n'est-elle pas là pour montrer tout le brillant parti que l'on peut tirer de cette fée merveilleuse qu'un voile épais, dont nous commençons à peine à soulever un coin, nous cache encore!

Que les sceptiques se donnent la peine d'examiner et de discuter les succès obtenus, et l'on verra le nombre des adeptes de l'électrothérapie s'accroître de jour en jour.

Depuis bientôt un an que nous fréquentons le service de M. le professeur Doumer, nous avons eu maintes fois l'occasion de constater les bons effets que les malades retirent de l'emploi de l'électricité. Mais les résultats ont été vraiment remarquables et concluants en ce qui concerne le traitement des métrorrhagies par la faradisation. Cette méthode présente sur la galvanisation des avantages si grands, qu'elle mérite de lui être substituée, et c'est pour bien montrer cette supériorité que, sur les conseils de notre maître, M. le professeur Doumer, nous avons choisi cette question comme sujet de notre thèse inaugurale.

Notre travail comprendra plusieurs parties.

1° Un historique, pour rappeler brièvement l'origine du faradisme, son évolution, et indiquer quels sont les praticiens qui avant nous avaient, en pareilles circonstances, utilisé les courants induits;

2° L'exposé des observations que nous avons recueillies, soit dans le service de M. le professeur Doumer, soit dans sa clientèle privée, et celles que nous avons relevées dans les ouvrages d'électrothérapie, comme dignes d'être notées;

3° La description complète de notre procédé opératoire;

4° La comparaison entre la faradisation et la galvanisation, montrant que la première a un pouvoir hémostatique supérieur à celui de la seconde;

5° Les conclusions.

Nous n'avons pas la prétention d'avoir écrit sur ce sujet un travail complet; notre thèse n'est en somme qu'un appoint de plus apporté à l'étude d'un traitement digne du plus grand intérêt, car il s'agit d'une affection fréquente devant laquelle échouent le plus souvent les efforts des médecins et des chirurgiens. Nous serions amplement récompensé si ce modeste travail pouvait, en suscitant de nouvelles recherches, attirer l'attention des praticiens sur les bons effets de la faradisation et rendre à cette méthode la place qui lui revient dans les applications de l'électrothérapie à la gynécologie.

DU

TRAITEMENT DES MÉTRORRHAGIES

PAR LA FARADISATION

HISTORIQUE

Les premières tentatives d'application de l'électricité à la médecine remontent à la plus haute antiquité. Erb rapporte que des médecins romains mettaient des paralytiques et des goutteux dans des bains où nageaient des torpilles, espérant que les décharges électriques de ces animaux pourraient amener la guérison de ces malades. Donc, avant même la découverte des différents appareils destinés à produire l'électricité sous l'une quelconque de ses formes, les médecins l'employaient telle qu'elle existait dans la nature et voyaient en elle un moyen thérapeutique dont ils pouvaient tirer parti dans le traitement de certaines affections.

Les progrès faits dans les applications électro-médicales n'ont cessé de marcher de pair avec les découvertes scientifiques dans cette branche de la physique. Celles-ci ont mis, en effet, entre les mains des praticiens, des appareils de plus en plus perfectionnés, leur permettant, selon les besoins des circonstances, de manier et de doser cet agent physique puissant tout comme un médicament ordinaire.

Le jour où, vers le milieu du xviiie siècle, apparut la première machine électrique, due à Otto de Guericke, naissait en même temps l'*électrothérapie*. Certes ses débuts furent difficiles et le champ de son action assez limité; mais à partir des années 1788 et 1800, époques des remarquables découvertes de Galvani et de Volta, s'ouvrit une phase nouvelle, plus féconde en applications, celle du *galvanisme*; dès ce moment l'électrothérapie prit un nouvel essor; elle agrandit le cercle de ses connaissances en même temps que le nombre de ses partisans augmentait. Enfin elle reçut une impulsion définitive, qui lui donnait désormais une place importante dans notre arsenal thérapeutique, lorsque Duchenne (de Boulogne) eut tiré des découvertes de Masson et de Faraday (1832) les principes d'une méthode nouvelle et fertile en résultats, la *faradisation*.

Ces trois formes d'électricité — statique, galvanique (courant continu), faradique (courant induit) — désormais en présence, eurent chacune leurs partisans, leurs défenseurs et leurs détracteurs; elles allaient se partager les faveurs des électrothérapeutes. Tour à tour le courant continu et le courant induit furent mis en honneur. Tandis que Duchenne regardait la faradisation comme la seule forme médicale de l'électricité, Du Bois-Reymond, Pflüger (1850) et Remak (1855), en Allemagne, accordaient au galvanisme une suprématie qu'il a conservée depuis. Ces discussions eurent pour conséquence de faire éclore des méthodes de traitement variées, chaque auteur préconisant la sienne et apportant à l'appui de sa valeur de nombreuses observations de succès indéniables, de guérisons rapides et certaines.

N'en fut-il pas de même de tout temps dans la thérapeutique ordinaire?

Le nombre des affections qui se montrent justiciables du traitement électrique augmente de jour en jour. Parmi elles, les maladies des organes génitaux de la femme prirent dès le début une place prépondérante. Déjà en 1755, à l'aurore de l'électrothérapie, de Haën, puis Alberti en 1764, utilisaient l'électricité statique pour combattre l'aménorrhée et en retirèrent de bons effets. Dès leur apparition, le galvanisme et le faradisme furent, en gynécologie, l'objet d'applications multiples dont l'une des plus importantes et celle qui a donné les meilleurs résultats, est sans contredit le traitement des hémorrhagies utérines, si fréquentes et si rebelles aux procédés thérapeutiques et chirurgicaux employés contre elles.

On sait que la *métrorrhagie* n'est pas une entité morbide, mais un symptôme survenant au cours d'affections diverses ou de troubles de l'utérus. Tantôt elle peut se produire durant la grossesse (insertion vicieuse du placenta), à la suite d'un accouchement ou d'un avortement (hémorrhagie *post partum*), tantôt elle constitue une simple exagération du flux cataménial (ménorrhagie), tantôt enfin elle coïncide avec l'existence d'une lésion organique de l'utérus (hyperplasies conjonctives, métrites, polypes, fibromes, cancers, etc.).

Le traitement d'une métrorrhagie, en présence de la gravité qu'elle peut souvent revêtir, doit être d'abord symptomatique et identique à celui qu'on emploierait pour combattre l'hémorrhagie spontanée d'un organe quelconque, et ce n'est que plus tard que l'on peut songer à remonter à la cause elle-même. Or, étant donné la multiplicité des causes qui peuvent provoquer l'écoulement sanguin, on peut prévoir déjà que les moyens thérapeutiques utilisés ne seront pas toujours suivis des mêmes succès; ces moyens sont extrêmement variés et nous les laisserons de côté, pour ne nous attacher qu'à l'histoire du traitement par la faradisation.

En consultant les travaux des différents auteurs qui se sont occupés d'électrothérapie, nous ne trouvons que fort peu de renseignements sur le traitement des métrorrhagies par la faradisation, traitement qu'ils n'ont d'ailleurs souvent utilisé qu'accidentellement sans l'ériger en véritable méthode. Ce n'est donc, à proprement parler, qu'une série un peu incohérente de faits et d'observations que nous allons exposer tout d'abord : nous essaierons ensuite de les coordonner, de les grouper pour en tirer quelques vues d'ensemble.

Ramsbotom et Radford auraient dès 1834 employé la faradisation au cours de la gestation, principalement dans les cas d'insertion vicieuse du placenta, ainsi que dans les cas d'hémorrhagies avant, pendant ou après l'accouchement. Plus tard, Hœninger, Zily, Jacoby, Dorrington, Claveland, etc., eurent à leur tour l'occasion de montrer l'action puissamment hémostatique du courant induit sur l'utérus, mais ce sont particulièrement les recherches de Tripier qui attirèrent l'attention des médecins sur cette propriété vraiment importante des courants faradiques. Cependant, malgré les travaux remarquables de cet éminent praticien, la faradisation resta longtemps encore reléguée dans l'ombre et fut éclipsée par la galvanisation. Dans les années qui suivirent, c'est à peine si nous relevons le nom de Dixon Mann comme ayant employé avec succès les courants induits pour combattre une ménorrhagie et une dysménorrhée membraneuse.

Toutefois, Erb (1884), sans avoir fait d'expériences personnelles, dit à ce sujet que l'on devrait apporter une plus grande attention à ce mode de traitement, en raison même de la structure de l'utérus, « organe musculeux, très riche en vaisseaux et ayant de nombreuses connexions nerveuses », et sur lequel le courant faradique doit avoir, par conséquent, une action très énergique. La remarque d'Erb était fort juste et les cliniciens qui en tinrent compte lui durent de nombreux succès. C'est ainsi que Mac Intosh, en appli-

quant un courant faradique, un pôle sur le col de l'utérus et l'autre
sur l'abdomen, put arrêter immédiatement une hémorrhagie grave
post partum.

Il nous faut cependant arriver jusqu'à ces dernières années pour
voir la faradisation s'ériger, à nouveau, en véritable méthode.
Massey (1888) emploie systématiquement le courant induit contre
les métrorrhagies; ce sont surtout, d'après lui, les hémorrhagies dues aux relâchements des fibres musculaires de l'utérus
qui sont justiciables de cette sorte de traitement, qui réussit moins
bien dans les cas d'écoulements sanguins liés à un état inflammatoire de la muqueuse utérine. Il cite, à l'appui de sa théorie, quelques observations dans lesquelles le courant galvanique avait été
impuissant à arrêter l'hémorrhagie qui cessa après un petit nombre
de séances de faradisation. Il employait pendant cinq minutes de
forts courants induits, le pôle négatif étant introduit dans la
matrice.

C'est principalement l'action du courant induit sur la fibre musculaire de l'utérus que la plupart des auteurs ont essayé d'utiliser
et de mettre en lumière. H.-Martin Franklin dit, en effet, que la
faradisation est un des moyens les plus prompts et les plus efficaces
que nous possédions pour réveiller les contractions d'un utérus
atone après un accouchement. Pour A. Lapthorn et Smith (1890),
le courant faradique est un tonique puissant de la fibre musculaire
au même titre que la strychnine, la quinine, l'ergot de seigle,
l'hydrastis. Il est dès lors applicable dans le cas d'une hémorrhagie
consécutive à un accouchement, pour obtenir une contraction ins-
tantanée et durable de la matrice, quel que soit son état d'épuise-
ment. Ce traitement, par contre, devrait être abandonné dans les
cas de fibrome, de pertes de sang dues à une endométrite fongueuse,
de rétention de débris de placenta, pour faire place à un traitement
chirurgical ou à l'application du courant continu.

Rockwell (1890) émet une opinion identique et compare l'action
du courant faradique sur la fibre utérine à celle de l'ergot de seigle,
bien que manifestement plus prompte et plus énergique. Malgré
cela, il est d'avis que son importance est plus limitée que celle du
courant galvanique dans le traitement des affections de l'utérus.
Cependant, dans certains états qui rentrent dans la sphère de son
action physique et physiologique, le courant induit peut être plus
efficace que le courant continu. En effet, son action directe sur les
fibres musculaires de l'utérus permet de combattre la stase circu-
latoire par où débute l'inflammation de cet organe.

Comme on peut le voir d'après le rapide historique que nous

avons à peine ébauché, ayant l'intention de le traiter plus tard d'une façon complète et détaillée, les différents praticiens, à l'exception de Tripier, qui ont utilisé le courant induit avaient surtout en vue son action directe sur la fibre musculaire de l'utérus et ne l'employaient que pour une certaine catégorie d'hémorrhagies, celles qui sont liées à une atonie de la matrice, après l'accouchement en particulier. Le courant galvanique restait dans les autres circonstances la méthode de choix et nombreux sont les médecins électriciens qui se sont servis et se servent encore de cette forme d'électricité.

A quels motifs devons-nous rattacher cette sorte de discrédit qui pèse sur le faradisme? Cet état de choses tient évidemment à plusieurs causes. En premier lieu, il faut y voir une question d'engouement; les travaux de Remak en Allemagne et de plusieurs de ses contemporains, ainsi que les nombreux perfectionnements que les constructeurs n'ont cessé d'apporter à l'outillage de la galvanisation, ont mis cette méthode à la mode, et la mode est une force en médecine. D'autre part, il faut bien l'avouer, nous étions il y a peu de temps encore dans une ignorance presque absolue des propriétés physiologiques des courants induits. Actuellement un nouveau courant d'idées se manifeste et l'on peut prévoir le jour prochain où la faradisation prendra comme agent thérapeutique, à côté de la galvanisation, la place prépondérante qui lui revient. Un outillage légèrement perfectionné, la connaissance plus parfaite de quelques propriétés des courants faradiques, ont suffi pour produire cette révolution dans l'électrothérapie. Ce que nous venons de dire pour la faradisation en général, nous en trouvons une application dans le traitement des métrorrhagies. Nos observations et celles de quelques auteurs vont nous permettre de montrer que le faradisme peut lutter avantageusement, dans beaucoup de cas, contre la galvanisation trop préconisée par Apostoli, et que nous avons entre les mains un moyen d'action sûr et rapide dont nous pouvons tirer un grand parti.

OBSERVATIONS

OBSERVATION I. — (Tripier, *Leçons cliniques sur les maladies des femmes* p. 515.)

Femme de vingt-deux ans, forte et belle constitution, accouche normalement d'un fœtus. Puis absence de douleurs pour expulser le placenta.

Hémorrhagie médiocre. Faradisation sacro-hypogastrique de trois minutes ; arrêt de l'hémorrhagie. Trois heures et demie après l'expulsion du fœtus, douleurs expulsives intenses et sortie d'un placenta énorme. Métrorrhagie extrêmement abondante. Cinq minutes de faradisation sacro-utérine, en employant comme excitateur utérin une olive rectale, arrêtent complètement et définitivement l'hémorrhagie.

Obs. II. — (Tripier, *idem*, p. 516.)

Femme de trente-trois ans, mène à bon port une grossesse gémellaire.

Une hémorrhagie assez forte se déclare après l'expulsion du second fœtus ; quatre séances de cinq minutes de faradisation sacro-suspubienne, dans l'espace d'une heure et quart, ne modèrent que faiblement l'écoulement sanguin.

Une faradisation abdomino-utérine, avec excitateur vésical, arrête immédiatement l'hémorrhagie ; légère reprise une demi-heure après ; nouvelle séance, l'hémorrhagie est alors arrêtée définitivement.

Trois ans après, la malade se plaint de pesanteur utérine et de douleurs de reins ; on constate une rétroflexion avec fibrome interstitiel de la face postérieure du corps. Quatre séances de faradisation utérine eurent raison de tous les phénomènes subjectifs.

Obs. III. — (G. Betton Massey, *Electricity in the diseases of women*, p. 157.)

30 juillet 1888. R. A., mariée, vingt-six ans ; bien portante jusqu'à sa dernière grossesse, qui remonte à deux ans ; le 8 juillet dernier ses règles apparurent comme à l'ordinaire, mais n'ont pas cessé depuis (vingt-deux jours).

La malade a perdu beaucoup de sang et se plaint de douleurs aiguës ; on attribue cette perte à une fausse couche ; l'utérus mesure 7 cent. et demi. On fait une galvanisation positive (80 milliampères, quatre minutes).

1er août. Diminution de la douleur; presque rien du côté de l'écoulement sanguin; 2e galvanisation positive (100 milliampères, quatre minutes).

6 août. Les pertes continuent; on fait une application de courant faradique intense pendant cinq minutes, pôle négatif dans l'utérus.

8 août. Les pertes ont cessé entièrement dans l'après-midi qui a suivi la première application faradique; deuxième application.

10 août. Plus de sang. Douleurs de reins. Galvanisation négative (100 milliampères, trois minutes).

12 août. Il y a eu un léger écoulement dû à la galvanisation; faradisation (cinq minutes.)

26 août. Les règles sont revenues si abondantes qu'on a prescrit l'ergot, auquel elles ont résisté. Le neuvième jour on fait une application de courant faradique; deux heures après l'écoulement avait cessé.

16 novembre. La malade se porte bien; ses règles durent environ quatre jours.

Obs. IV. — (B. Massey. *idem*, p. 158.)

R. T., trente-sept ans, entrée à l'hôpital dix jours après une fausse couche; a eu huit enfants et deux fausses couches; elle perd abondamment.

4 octobre 1888. A l'examen, utérus augmenté de volume; la cavité utérine mesure 7 cent. 1/2.

Du 4 au 18 octobre. Deux galvanisations négatives (de 25 à 50 milliampères). Les pertes ne cessant pas, on fait l'application d'un fort courant faradique (pôle négatif intra-utérin), qui réduit immédiatement l'écoulement.

20 octobre. Deuxième application.

Le 23, la malade est rétablie; la cavité utérine mesure 6 centimètres au plus.

Obs. V. — (B. Massey, *idem*, p. 158.)

Mme X., trente-trois ans, trois enfants, le plus jeune âgé de deux ans. Menstrues abondantes et douloureuses suivies de leucorrhée. A une métrorrhagie qui dure depuis quatre semaines. Utérus en position normale, orifice béant; cavité 7 centim. 1/2.

Galvanisation positive, 40 milliampères; deux jours après, diminution de l'écoulement; au cinquième jour l'hémorrhagie revient plus intense qu'autrefois. Application intra-utérine d'un fort courant faradique qui arrête complètement les pertes sanguines. Un mois après, la malade est en parfaite santé.

Obs. VI. — (B. Massey, *idem*, p. 159.)

Mme W., mariée, trois enfants, métrorrhagie consécutive à un avortement, dure depuis trois semaines et a résisté à de fortes doses d'ergot de seigle ordonné par trois médecins. Journellement la malade mouille six serviettes hygiéniques et l'hémorrhagie s'accompagne de douleurs aiguës du côté gauche. L'examen ne montre qu'un orifice béant, un utérus mou et sensible, non augmenté de volume et très mobile. Une première faradisation intra-utérine amène une diminution notable de l'écoulement ; une deuxième, faite deux jours après, l'arrête complètement.

Les trois premières observations de Massey nous montrent que le courant faradique s'est rendu maître d'hémorrhagies contre lesquelles la galvanisation, employée tout d'abord, avait complètement échoué.

Le quatrième nous fait voir en outre la supériorité incontestable du courant induit sur l'ergot de seigle.

Obs. VII. — (Due à M. le Professeur Doumer, mai 1899.)

Mlle B..., quarante ans, modiste (Lille). Pas d'antécédents héréditaires ni personnels dignes d'être signalés.

Ménorrhagies extrêmement abondantes depuis plusieurs années ; les règles durent de six à douze jours et sont parfois en avance de huit à dix jours. Pas de pertes blanches. Ces phénomènes inquiètent la malade, qui consulte plusieurs médecins.

Les anticataméniaux et les injections d'eau chaude qui lui sont ordonnés n'amènent aucune amélioration. Un dernier médecin conseille le curettage, que la malade refuse, et c'est dans ces conditions qu'elle vient nous trouver.

L'examen que nous faisons nous montre une femme un peu anémiée, de bonne stature, d'embonpoint normal, se plaignant, en outre de ses hémorrhagies, de douleurs dans les reins et de lourdeur dans les cuisses. Toucher vaginal rendu très difficile par la présence d'un hymen dur et résistant qui ne permet l'introduction de l'index que jusqu'à la deuxième phalange. En faisant rapprocher les cuisses de la malade on parvient cependant à atteindre l'orifice du col, qui est punctiforme et paraît occuper une position normale. Le toucher utérin n'est pas douloureux.

L'épaisse couche adipeuse de la paroi abdominale empêche de déterminer par le palper la situation du fond de la matrice. Le volume du ventre paraît être un peu plus fort que ne le comporte l'embonpoint de la malade. Dans ces conditions il ne nous semble pas possible de porter un diagnostic et nous nous contentons d'instituer un traitement électrique contre la ménorrhagie.

Ce traitement a consisté en une faradisation monopolaire de l'orifice du col utérin, à l'aide du pôle négatif d'une bobine de Tripier, à gros fil, avec interruptions rares, 3 à 4 par seconde. Chaque application électrique a duré 3 minutes exactement. L'intensité du courant était suffisante pour provoquer la contraction des muscles abdominaux, mais cette contraction n'était nullement douloureuse. Trois séances de faradisation ont été faites durant la période intermenstruelle. Les règles, bien qu'en retard, sont normales au point de vue de l'abondance et de la durée. Une nouvelle application électrique est faite avant l'apparition des menstrues suivantes, qui sont encore cette fois normales au point de vue de la durée et de la quantité. On constate en même temps une diminution très notable des douleurs lombaires et de la lourdeur des cuisses. Par suite de mon absence de Lille le traitement électrique est interrompu.

Trois mois après nous apprenons que les ménorrhagies ont reparu. Nous ignorons son état actuel.

Cette observation est intéressante parce qu'elle montre la rapidité avec laquelle les courants induits ont agi. Il est évident que pour obtenir une amélioration persistante, le traitement aurait dû être continué pendant quelque temps encore, ou tout au moins repris au moment où les mémorrhagies ont reparu ; c'est du reste ce qui ressort de la comparaison de cette observation avec les suivantes.

Obs. VIII. — (Due à M. le Professeur Doumer, nov. 1899.)

Mme C..., trente-six ans, mère de cinq enfants; couches normales, la dernière remontant à cinq ans ; femme maigre, très anémiée, extrêmement nerveuse. Au mois de juin dernier elle est prise subitement, sans cause, de métrorrhagies abondantes qui ont duré presque sans interruption jusqu'au moment où nous sommes appelé auprès d'elle.

Nous trouvons une femme très amaigrie, presque exsangue. Le médecin traitant nous apprend que les hémorrhagies durent de 20 à 24 jours, que leur intensité augmente beaucoup lorsque la malade se lève, ce qui l'oblige à garder le lit. Des injections d'eau très chaude sont pratiquées plusieurs fois par jour. La teinture d'hamamelis et d'hydrastis canadensis n'ont produit chez elle aucune amélioration.

Douleurs dans les reins et dans les cuisses ; constipation opiniâtre, anorexie, digestions pénibles.

Utérus volumineux (volume presque double), sensible à la pression, couché en avant et à droite, les annexes paraissent normaux ; vaginisme.

Le jour de l'examen l'écoulement sanguin est peu abondant ; les règles ne doivent apparaître que dans une dizaine de jours. Le jour même nous faisons une application d'électrolyse, avec une tige de cuivre comme pôle positif et un courant de 10 à 12 milliampères. Durée de la séance trois minutes. L'écoulement sanguin cesse à peu près complètement ; la malade reste au lit par précaution.

Quinze jours plus tard: nouvelle séance d'électrolyse bien supportée et non douloureuse. Deux jours après une hémorrhagie extrêmement abondante se déclare et nécessite un tamponnement.

La malade, effrayée, refuse pendant plus d'un mois toute nouvelle intervention électrique. La métrorrhagie persistant et sur l'avis du médecin consultant, elle se décide à avoir recours de nouveau à l'électricité. Nous faisons cette fois des séances de faradisation avec bobine, à gros fil, et d'une durée de trois minutes environ. Les interruptions de la bobine, que nous n'avons pas comptées d'une façon précise, étaient relativement rares. Pendant quelque temps nous faisons trois applications par semaine. Dès la première séance la métrorrhagie cesse et les douleurs de reins sont diminuées. Au bout de huit jours de traitement, auquel on ajoute l'usage de purgatifs salins et d'eau de Brides, la malade est sur pied et reste, sans inconvénient, hors de son lit toute la journée ; sans notre défense elle aurait vaqué volontiers à ses occupations habituelles. Après la sixième séance, c'est-à-dire après quinze jours de traitement, notre malade pouvait faire quelques promenades en ville.

La faradisation est alors interrompue, tout écoulement ayant cessé et l'utérus paraissant avoir repris son volume normal.

Une semaine après les règles apparaissent avec une très légère tendance hémorrhagique ; vers le quatrième jour de la période menstruelle, nous reprenons le traitement, que nous continuons à raison de deux séances par semaine.

Les règles suivantes arrivèrent à l'époque voulue et furent tout à fait normales.

Dès lors la malade fut libre d'agir à sa guise, et de vaquer à ses travaux d'intérieur ; elle put faire d'assez longues promenades à pied et les douleurs lombaires n'apparaissaient qu'après une certaine fatigue. Une alimentation bien comprise et l'emploi d'eau de Brides améliorèrent rapidement l'état de l'intestin et de l'estomac.

Nous avons revu depuis la malade assez souvent.

Dernièrement, elle a fait à Paris un séjour d'une semaine, ne s'est nullement ménagée et n'en a ressenti aucun inconvénient ; elle engraisse, reprend des couleurs, et si l'état de son intestin ne laissait encore à désirer, elle pourrait se considérer comme complètement guérie.

Cette observation présente les points saillants suivants : 1° Métrorrhagie extrêmement abondante, consécutive à une séance d'électrolyse cuprique d'intensité faible, puisqu'on n'a pas dépassé 12 milliampères. 2° Arrêt très rapide des métrorrhagies et retour de menstrues normales sous l'influence de la faradisation.

Faut-il attribuer la métrorrhagie qui a suivi la deuxième séance d'électrolyse à cette dernière ou faut-il y voir une simple coïncidence?

La réponse à cette question est assez difficile.

La durée de la séance d'électrolyse a été courte et d'une intensité faible ; l'introduction de la tige et sa sortie ont été faites avec la plus grande prudence. Nous avons opéré, en un mot, comme dans beaucoup d'autres cas où nous n'avons eu aucune suite fâcheuse. D'autre part, il est difficile d'expliquer ces phénomènes par une simple coïncidence, car la métrorrhagie s'est présentée avec une intensité qu'elle n'avait pas atteinte jusque-là. Nous serions plutôt tenté de l'attribuer à l'usage de l'eau de Brides et de la magnésie au moment où nous commencions le traitement électrolytique.

Il n'est pas impossible, en effet, que l'action congestionnante de cette médication saline s'ajoutant à celle non moins congestionnant de l'électrolyse ait favorisé et provoqué ces écoulements sanguins. Il y a peut-être là une contre-indication qu'il est bon de signaler en passant.

Nous ferons remarquer que la médication saline a été continuée pendant toute la durée du traitement faradique et que les métrorrhagies ne sont pas revenues. Si d'autres observations venaient confirmer l'hypothèse que nous venons de faire, il y aurait lieu de renoncer, dans les cas où une pareille médication est instituée, aux interventions électrolytiques, pour n'appliquer que la faradisation.

Obs. IX. — (Due à M. le Professeur Doumer.)

Mme T..., boulangère, quarante-trois ans, a eu cinq enfants qu'elle a allaités; le dernier a douze ans. Accouchements tous normaux. La malade a toujours été bien réglée. Depuis un an environ, les menstrues augmentent comme durée et comme quantité. Il y a six mois elles duraient quatorze à quinze jours. La malade se plaint, pendant toute la durée de l'écoulement, de douleurs vives aux reins et au ventre et durant la marche éprouve une sensation de pesanteur dans le bassin. Pas de fièvre; état général mauvais; la malade mange peu; la soif est vive. L'amaigrissement est très prononcé et l'anémie très accusée.

Les dernières règles, particulièrement intenses, ont duré dix-huit jours et la malade a dû garder le lit quinze jours; ce n'est qu'avec beaucoup de difficulté qu'elle peut venir nous trouver.

19 janvier 1900. — Par le toucher vaginal on constate l'existence d'un col abaissé, gros, avec ectropion, douloureux à la pression; l'utérus est volumineux en antéflexion et légèrement sensible au toucher. Rien d'anormal du côté des annexes.

Nous faisons séance tenante une première application du courant induit d'une bobine à gros fil, avec pôle négatif dans le vagin, deux à trois interruptions par seconde. Durée de la séance trois minutes.

Trois jours après, le 22 janvier, la malade est beaucoup mieux et ne voit pas arriver les règles qu'elle attendait. L'appétit est meilleur et les forces semblent revenir. Deuxième application identique à la première.

24 janvier. — Les règles n'ont pas encore apparu, l'amélioration se poursuit. Troisième application.

29 janvier. — L'examen nous montre l'utérus diminué de volume, en antéflexion, et non sensible à la pression. Les douleurs de reins ont diminué, la marche est plus facile et la malade vaque très bien aux soins de son ménage. Quatrième application.

31 janvier. — Les règles surviennent; malgré un temps très mauvais, la malade fait quatre kilomètres à pied pour venir à notre consultation.

L'écoulement étant normal comme quantité, on ne fait aucune intervention.

2 février. — Les menstrues cessent, elles n'ont duré que trois jours; leur intensité a été normale et la malade n'a pas cessé un seul instant de se livrer à ses occupations. Pas de nouvelle application.

16 février. — L'amélioration s'est maintenue, l'appétit est bon; les douleurs de reins ont disparu, la malade prend de l'embonpoint et s'occupe activement de son commerce.

Du 16 février au 2 mars on lui fait trois séances de faradisation.

2 mars. — Les règles sont revenues normales et ont duré quatre jours.

7 mars. — Utérus de volume normal, n'est plus sensible à la pression et l'antéflexion est peu accusée. Le traitement est interrompu. La malade, que nous revoyons le 23 avril, se porte très bien et se considère comme guérie, les mémorrhagies ne s'étant plus reproduites.

Obs. X. — (Due à M. le Professeur Doumer.)

Mme F... (Roubaix), quarante-neuf ans; trois enfants bien portants; le plus jeune a dix-huit ans; le dernier accouchement s'est accompagné de métrorrhagies. Depuis cinq ans la malade se plaint de règles très abondantes qui ont augmenté de durée et se succèdent actuellement au point qu'elle est constamment dans le sang; son état général est assez bon cependant; elle est fraîche, colorée, a de l'embonpoint, les fonctions digestives se font bien, et sans ces pertes continuelles de sang elle se trouverait dans d'excellentes conditions de santé. En dehors de la période menstruelle l'écoulement sanguin est assez variable comme quantité. Tantôt c'est à peine si le linge est taché; tantôt, sans cause appréciable, il augmente brusquement et force la malade à garder le lit deux ou trois jours. Puis il diminue de nouveau, pour augmenter ensuite quelques jours après. La malade a déjà subi deux curettages, le premier il y a trois ans, le second un an après; ils n'ont amené chaque fois qu'une amélioration momentanée qui a duré de deux à six mois. Le seigle ergoté, l'hydrastis canadensis, l'hamamelis virginica ont été employés sans succès. Les cautérisations du col n'ont pas donné de meilleurs résultats, et actuellement la malade prend journellement deux injections d'eau chaude.

11 juillet 1899. — La malade vient nous voir après une période d'écoulement abondant.

L'utérus est gros, très dur, remplit les culs-de-sac latéraux et antérieur; il est peu mobile et la couche adipeuse de la paroi abdominale empêche d'apprécier exactement son volume. Le col est tuméfié, couvert de cicatrices que l'on sent avec le doigt; on perçoit aussi une large déchirure et deux nodules cicatriciels. L'utérus n'est pas sensible à la pression, sauf lorsqu'on appuie sur ces deux nodules. Le diagnostic de matrice fibromateuse porté par divers gynécologistes est parfaitement justifié.

N'ayant pas sous la main de tige pour une application d'électrolyse intra-utérine, nous faisons immédiatement une séance de faradisation. Bobine à gros fil, pôle négatif intra-cervical, interruptions rares. Durée trois minutes.

L'application a été très bien supportée.

13 juillet. — Les pertes ont cessé quelques heures après la séance de faradisation et n'ont pas reparu. Deuxième application.

15 juillet. — Les pertes ne sont pas revenues, la malade est très satisfaite. Troisième application.

Elle s'absente et le traitement a été interrompu. Nous avons appris depuis que l'écoulement sanguin ne s'était plus produit et que les menstrues avaient été supprimées.

Obs. XI. — (Due à M. le Professeur Doumer.)

Mme X... (Roubaix), trente-deux ans. Deux enfants ; le premier accouchement est normal et elle peut allaiter le nouveau-né. Le second remonte à trois mois ; couches difficiles ; des hémorrhagies graves se déclarent pendant le travail et nécessitent l'intervention médicale. On fait le diagnostic d'insertion vicieuse du placenta. L'enfant étant venu mort, la malade en éprouve un chagrin extrême qui la déprime considérablement.

Les métrorrhagies continuent après la délivrance et se renouvellent à plusieurs reprises d'une façon inquiétante durant la première semaine ; elles diminuent ensuite, mais ont persisté jusqu'à ce jour, bien qu'avec une intensité faible. Le médecin pense à de la placentite et propose le curettage, qui est repoussé par la famille et par la malade, car son état de faiblesse faisait craindre pour l'opération une issue fatale. On songe alors à avoir recours au traitement électrique.

14 avril 1900. — Nous trouvons une femme très amaigrie, exsangue, que le moindre mouvement fatigue ; la langue est sèche et l'épiderme un peu chaud au toucher.

Température ne dépassant pas 37°,5. Utérus gros, mou, peu sensible à la pression. Col entr'ouvert très déchiré ; les pertes n'ont pas d'odeur.

A huit heures du soir nous faisons une première faradisation intra-utérine avec le pôle négatif, bobine à gros fil, interruptions lentes, durée trois minutes.

Trois heures après, nouvelle séance.

Le lendemain, à sept heures, l'écoulement était presque tari ; l'utérus était plus dur, moins gros, et un peu remonté.

Troisième application, qui arrête définitivement l'écoulement sanguin.

Par mesure de précaution une quatrième application est faite à dix heures du matin. Depuis ce moment les pertes ont cessé. Quinze jours après, la malade se levait ; l'appétit était devenu excellent. L'utérus, quoique encore un peu gros, est de consistance normale. Enfin quelque temps après la malade reprend ses occupations habituelles.

Les règles sont revenues le 2 juin et n'ont duré que deux jours ; elles ont été peu abondantes et non douloureuses.

Un fait important qui découle naturellement de cette observation, c'est l'inocuité absolue des courants induits et la possibilité, lorsque les circonstances l'exigent, de rapprocher les séances sans qu'il en résulte aucun danger pour la malade. C'est là une propriété remarquable de la faradisation et par où elle se distingue nettement de la galvanisation et de l'ergot de seigle. La première, en effet, demande un intervalle assez grand entre deux applications sucessives; le second expose les malades à des phénomènes d'intoxication lorsqu'on l'emploie à des doses répétées.

Obs. XII. — (Due à M. le Professeur Doumer.)

Mme T... (Roubaix), trente-six ans ; mariée depuis dix-huit mois. Pas d'enfants, pas de fausses couches. Menstruation régulière avant son mariage. Depuis les règles sont plus abondantes et avancent de huit jours sur la date voulue.

D'excellents gynécologistes qui la soignent depuis plus d'un an, n'ayant pas obtenu d'amélioration notable, ont bien voulu nous l'envoyer avant d'avoir recours à une intervention chirurgicale.

17 mars. — La malade très amaigrie à un facies jaune terreux ; elle accuse des symptômes de neurasthénie : céphalée, insomnies, manque d'appétit, idées noires.

Elle a aussi des douleurs dans les reins et dans les cuisses ; la marche est pénible et ne peut pas durer plus d'une demi-heure. Utérus gros en retroflexion, très sensible à la pression. Culs-de-sac latéraux libres ; col punctiforme dirigé très en arrière, violacé, avec cicatrices de cautérisations.

Nous faisons ce jour même une première séance de faradisation, avec pôle négatif intra-cervical. Bobine à fil moyen, interruptions rapides. L'application dure trois minutes et est bien supportée malgré l'état de nervosisme de la malade.

20 mars. — Deuxième séance de faradisation.

23 mars. — Troisième application. La malade se sent beaucoup mieux, la station verticale est mieux supportée et la marche plus facile.

24 mars. — Quatrième séance.

27 mars. — Cinquième séance.

29 mars. — Les règles, qui ont apparu depuis la veille, sont en retard de cinq jours sur l'époque présumée ; elles sont indolores et d'intensité moyenne.

10 avril. — Les règles ont cessé le 2 avril et n'ont duré que quatre jours environ. La quantité de sang perdu a été moindre que pour les menstrues précédentes. Sixième application. La séance suivante est renvoyée aux jours qui précèdent l'époque cataméniale.

21 avril. — L'état général s'est amélioré ; la malade est fraîche, colorée, et a repris ses occupations d'intérieur. Les idées noires ont disparu.

Septième application.

26 avril. — Huitième séance.

28 avril. — Neuvième séance.

Les règles reviennent le 30 avril et durent jusqu'au 4 mai ; en présence de ce résultat satisfaisant nous cessons le traitement. De nouvelles menstrues se sont produites le 2 juin ; leur durée a été de quatre jours et leur intensité normale encore.

Le 9 juin la malade, revue par les médecins traitants, est considérée comme guérie.

L'utérus est moins gros; il a repris sa mobilité ordinaire, il s'est redressé et on sent le fond derrière le pubis ; il n'est plus douloureux à la pression; le col a une coloration régulière.

Obs. XIII. — (Due à M. le Professeur Doumer.)

Mme D... quarante-trois ans, mère de cinq enfants.

Tous les accouchements ont été normaux; le dernier remonte à sept ans. Tempérament sanguin; embonpoint énorme; santé générale assez bonne.

Depuis cinq à six ans la malade perd abondamment pendant les quatre premiers jours des règles. Celles-ci, qui duraient d'abord six à sept jours, sont allées sans cesse en augmentant en longueur et en intensité, de telle sorte que depuis trois ans elles persistent pendant dix-huit à vingt-quatre jours et prennent une forme hémorrhagique dangereuse.

Il y a trois ans, au cours d'une ménorrhagie intense la malade est prise de troubles psychiques graves qui nécessitent son internement dans une maison de santé et son isolement dans la section des folles furieuses. Depuis cette époque les métrorrhagies persistent avec les caractères que nous venons de décrire et c'est à peine si dans le courant du mois la malade à quatre ou cinq jours de répit.

Les divers médecins qui l'ont examinée ont trouvé un utérus très élevé, mais n'ont établi aucune médication.

3 octobre 1899. Au moment où nous sommes appelé auprès de la malade, celle-ci est en pleine période menstruelle. L'examen bi-manuel nous permet de constater que l'utérus est très haut, très dur, non mobile, pas sensible à la pression et qu'il atteint la dimension de la tête d'un enfant de cinq à six ans.

Le col volumineux étant dirigé en arrière son orifice est difficile a atteindre. Hystérométrie 13 centimètres. Nous faisons une première séance de galvanisation. Le pôle positif, constitué par une électrode d'argent, est introduit dans l'utérus; nous nous servons d'un courant de 12 à 15 milliampères. Cette première électrolyse est suivie d'un arrêt de l'hémorrhagie. Les applications sont continuées, à raison de deux par semaine, pendant une quinzaine de jours. Pas de pertes durant ce laps de temps. Le quinzième jour, les règles reviennent très fortes et se prolongent dix à douze jours. Nous faisons des séances d'électrolyse deux mois encore, substituant à l'électrode en argent d'abord un hystéromètre en cuivre, puis en platine. Nous ne pouvons malgré cela dépasser une intensité de 50 milliampères. Ces interventions n'ayant produit qu'une légère amélioration, nous nous décidons à remplacer l'électrolyse par la faradisation intra-utérine.

Au mois de décembre, nous faisons huit applications d'une durée de

trois minutes chacune avec pôle négatif intra-utérin et bobine à gros fil
Les règles ne se montrent pas pendant ce mois.

Le 3 janvier nous cessons le traitement.

Le 14 janvier, nouvelle application pour parer à une menace de métrorrhagie; l'écoulement est enrayé et par précaution nous faisons la même
semaine une autre séance.

Le 21 janvier les règles reviennent avec une tendance hémorrhagique. Le
23 janvier deux séances de faradisation à dix heures d'intervalle et deux
autres dans la journée du 24. Les règles cessent presque aussitôt.

Les menstrues n'apparaissent de nouveau que le 11 mars; et comme
le 13 leur intensité est plus forte que la normale, nous faisons une séance
de faradisation. Le soir même l'écoulement s'arrête. Depuis ce moment il
n'y a plus eu de ménorrhagie à proprement parler; par prudence nous
avons fait environ une fois par mois une faradisation intra-utérine.

Nous devons faire remarquer qu'en même temps que les métrorrhagies
disparaissaient l'état mental s'est amélioré; les colères sont moins fréquentes, la malade est plus docile; elle commence à s'intéresser aux per-
sonnes qui viennent la voir et à ses enfants, qu'elle n'avait pas vus depuis
trois ans.

Cette observation est intéressante en raison : 1° de l'intensité
des métrorrhagies; 2° de la durée des règles; 3° de l'insuccès
presque complet de l'électrolyse intra-utérine avec des électrodes
diverses; 4° de la rapidité avec laquelle la faradisation intra-utérine a arrêté les hémorrhagies.

En effet, alors que le traitement par l'électrolyse continué pendant plus de deux mois n'avait produit aucune amélioration,
quelques séances de faradisation ont suffi pour arrêter les pertes sanguines et rendre aux règles leur durée et leur abondance normales.
On remarquera même que par suite d'un traitement faradique trop
longtemps prolongé les règles sont restées environ un mois et
demi sans revenir.

Il faut noter aussi la rapidité avec laquelle la faradisation a pu
arrêter les menstrues lorsqu'elles prenaient une tendance hémorrhagique, puisque, par deux fois, une ou deux faradisations ont
pu produire ce résultat.

Il n'entre pas dans le cadre de ce travail d'examiner l'influence
que le traitement utérin a eu sur les troubles psychiques.

Obs. XIV. — (Due à M. le Docteur D.)
Mme D..., vingt-huit ans, mexicaine, mariée, sans enfants.
Antécédents héréditaires. — Père mort d'un accès de fièvre bilieuse héma-
turique; mère vivante, rhumatisante.

Antécédents personnels. — Variole à deux ans; premier accès de malaria à dix ans; fièvre jaune à treize ans; fièvre typhoïde à dix-neuf ans; actuellement atteinte de lithiase urique. Réglée à quatorze ans. Les règles ont toujours duré une semaine; elles sont douloureuses, abondantes et empêchent la malade de se lever.

Il y a huit ans, les menstrues prennent le caractère d'une véritable hémorrhagie et nécessitent l'intervention médicale.

Il y a un an la malade, ayant eu l'imprudence de toucher de l'eau froide pendant ses règles, vit l'écoulement sanguin s'arrêter brusquement. Deux jours après, grâce aux soins qu'elle reçut, les règles apparurent de nouveau, mais en quantité excessivement faible; aux époques suivantes les menstrues revinrent régulièrement et aussi exagérées que par le passé. A partir de ce moment la malade fut atteinte de leucorrhée et perdait, pendant les périodes intermenstruelles, un liquide abondant, épais, muco-purulent et de la consistance de l'empois d'amidon.

Le toucher vaginal est pratiqué le 3 juin dernier. On trouve un utérus dur, sensible, immobile et en antéversion; le col tourné en arrière vers la colonne vertébrale, très difficile à atteindre, est gros et dur.

Sur les conseils de M. le Professeur Doumer, on procède le jour même à une première séance de faradisation de trois minutes, avec l'appareil de Tripier grand modèle, bobine à gros fil, pôle positif abdominal, pôle négatif intra-cervical, le balancier donnant quatre interruptions par seconde. Une heure après la première application la malade manifeste un soulagement sensible : son ventre est devenu plus léger « comme si on avait retiré quelque chose de pesant ».

Le 5, nouvelle application identique à la première.

Le 7, apparition des règles; elles sont normales et ne durent que quatre jours au lieu de huit.

A la suite de la première séance d'électrisation la leucorrhée a complètement disparu.

Le 13 juin, le toucher vaginal montre un utérus indolore, plus mobile et moins dur; le col est devenu accessible, s'est ramolli et a presque repris son volume normal.

Cette observation, que nous devons à l'amabilité de notre confrère le Docteur D..., nous a paru digne d'être citée à cause de la rapidité des résultats obtenus.

Obs. XV. — (Personnelle; service d'électrothérapie de l'hôpital Saint-Sauveur).

Adèle M., (Haubourdin), quarante-six ans, sans enfant. Rien de particulier à signaler dans les antécédents héréditaires et personnels.

A l'âge de trente-trois ans, les règles deviennent plus abondantes, plus longues et plus douloureuses; elles durent cinq à six jours en moyenne.

Les douleurs apparaissent dès le début et atteignent leur maximum vers le troisième jour; à ce moment le sang coule en grande abondance; pas de caillots. Sur les conseils de son docteur, la malade prend du fer, son état général s'améliore, mais les règles ne font qu'augmenter comme durée et comme quantité.

Huit ans après, à l'âge de quarante et un ans, la malade consulte M. le Docteur C., de Rouen, qui fait un examen complet des organes génitaux. Il constate la présence d'une tumeur utérine dont il propose l'ablation par voie abdominale, mais la malade refuse. L'hydrastis canadensis et l'ergot de seigle qui lui sont ordonnés amènent une légère diminution des douleurs, mais n'ont aucune action sur les pertes. Il y a deux ans, la malade s'adresse à M. le Dr Dubar, de Lille, qui constate la présence d'un fibrome volumineux dont il ne conseille pas l'ablation, considérant cette opération comme dangereuse.

Dans ces derniers temps, les douleurs devenant plus aiguës, la malade consulte M. le Dr Bué, qui veut bien nous l'adresser.

11 mai. — Malade très anémiée; teint jaune, lèvres exsangues, faiblesse générale, appétit à peu près nul, digestions lentes et difficiles, constipation opiniâtre, pas d'amaigrissement; douleurs fréquentes du côté des reins, vomissements au moment des époques cataméniales. Les règles durent six à huit jours, sont douloureuses, surtout le deuxième jour, et forcent la malade à s'aliter. Pertes blanches durant la période intermenstruelle. Par le toucher vaginal et abdominal combinés, on perçoit une tumeur globuleuse, du volume des deux poings, occupant la paroi antérieure et le côté gauche de l'utérus; celui-ci est peu mobile. Col bas, très en arrière; orifice difficilement accessible; les culs-de-sac latéraux sont libres. En pressant sur la tumeur on constate qu'elle obture l'ouverture du col légèrement dilatée.

Nous faisons le jour même une première séance de faradisation, avec bobine à gros fil, pôle négatif intra-cervical, trois interruptions par seconde. Durée : trois minutes.

14 mai. — Deuxième application.

16 mai. — Troisième application.

18 mai. — La malade accuse une légère amélioration. Les douleurs lombaires ont disparu et la marche est plus facile, l'appétit est meilleur. Nouvelle application.

21 mai. — L'amélioration se maintient; la malade se sent plus forte. L'utérus est moins gros dans sa masse, le col est plus accessible. Cinquième application.

25 mai. — La période des menstrues est proche; la malade a eu la veille un léger écoulement sanguin qui a duré une demi-journée. Sixième séance.

6 juin. — La malade vient de traverser la période des règles; celles-ci ont été bien moins abondantes que les précédentes; il n'y a pas eu de grosses pertes de sang, ni de douleurs. La malade ne s'est pas alitée.

8 juin. — Séance de faradisation.

13 — *Idem.*

15 — *Idem.*

18 juin. — Séance de faradisation.

20 — *Idem.*

22 juin. — État général très satisfaisant : le teint est plus coloré, les forces reviennent progressivement ; la marche est très facile et l'appétit excellent.

27 juin. — Les règles ont apparu de nouveau et n'ont duré que deux jours ; elles ont été très peu abondantes puisqu'il n'y a eu qu'un léger écoulement de sang. Pas de douleurs.

Nous arrêtons le traitement et nous conseillons à la malade de ne revenir que quelques jours avant l'époque présumée de ses règles prochaines.

Cette observation nous montre tout le parti que l'on peut tirer de la faradisation dans le cas de métrorrhagies liées à la présence d'un fibrome volumineux et inopérable. Non seulement les pertes ont été diminuées dès les premières applications, mais les douleurs ont disparu, les phénomènes subjectifs se sont amendés et l'état général de la malade s'est amélioré progressivement.

Obs. XVI. — (Personnelle ; service d'électrothérapie de l'hôpital Saint-Sauveur.)

Février 1900. — Mme X., quarante ans, en traitement dans le service de M. le Professeur Lemoine, est envoyée au service d'électrothérapie, par M. le Dr Huggues, chef de clinique, pour une métrorrhagie abondante et d'allure grave qui dure depuis deux jours et n'a pu être arrêtée par les moyens ordinaires (injections chaudes, tamponnement, ergot de seigle, etc.).

La malade nous raconte qu'elle perd le sang presque à flots et sans discontinuité ; elle a remarqué des caillots noirâtres mélangés au sang de ses premières pertes ; elle n'a ressenti que des douleurs insignifiantes. Actuellement elle est pâle, déprimée, très affaiblie, et peut à peine rester debout quelques minutes.

A l'examen l'utérus est normal, le col mobile, peu sensible à la pression ; facilement accessible, est tuméfié et chaud ; son orifice est béant et permet l'introduction de la première phalange de l'index. Culs-de-sac libres. — Nous portons le diagnostic de fausse couche.

M. le Professeur Doumer fait séance tenante une première application de courant faradique, pôle négatif intra-cervical, bobine à gros fil, durée trois minutes.

Le lendemain la malade revient et nous apprend que ses pertes se sont arrêtées presque complètement dans la journée d'hier. Elles n'ont reparu que dans la nuit, mais en petite quantité ; plus de caillots. En l'absence de notre maître et sur les indications qu'il nous avait laissées, nous faisons une deuxième application identique à la première.

Le lendemain les pertes se sont arrêtées d'une façon définitive ; la nuit a été excellente; la malade a repris un peu de forces et de couleurs. Nous faisons par précaution une troisième application.

La malade n'est pas revenue nous voir depuis et nous avons appris que ses pertes n'ont pas récidivé.

Au point de vue de la rapidité des résultats obtenus dans le traitement des hémorrhagies *post partum*, on peut rapprocher cette observation de celles de Tripier et de Massey que nous avons citées plus haut.

TECHNIQUE OPÉRATOIRE

Nous ne nous arrêterons pas sur les principes de la faradisation, pas plus que sur la description des différents appareils volta et magnéto-faradiques qui ont été en usage depuis la découverte de l'induction. Nous ne citerons, pour mémoire, que ceux de Masson, de Ruhmkorff, des frères Breton, de Duchenne (de Boulogne), d'Éric-Bernard, de Legendre et Morin, de Bianchi, de Du Bois-Reymond, de Siemens et Halske (de Berlin), de Gaiffe, de Trouvé, de Chardin, de Tripier, etc. Les perfectionnements qui ont été apporté par les physiciens et par les constructeurs aux instruments que l'on utilise aujourd'hui en ont rendu le maniement facile.

Nous allons simplement rappeler quelques données physiologiques sur les propriétés des courants d'induction que tout praticien doit avoir présentes à l'esprit lorsqu'il se dispose à faradiser l'utérus.

1° Les courants induits se divisent en courants de tension et en courants de quantité; les premiers sont fournis par des bobines à fil long et fin, les seconds par des bobines à fil gros et court. Ces bobines sont mobiles sur un chariot à vis qui les rapproche ou les éloigne de la bobine inductrice fixe. Cette distance peut varier à volonté suivant les indications thérapeutiques.

2° Les courants de quantité, produits par les bobines à gros fil, provoquent les contractions musculaires; les courants de tension, fournis par les bobines à fil fin, s'adressent surtout aux phénomènes douloureux.

3° Les interruptions, commandées par un trembleur ou par un pendule oscillant, varient généralement entre 30 et 30 000 par minute. Dans les cas de métrorrhagie on utilise des interruptions de fréquence moyenne, environ 3 ou 4 par seconde.

4° L'orientation du courant n'est pas indifférente. Dans les applications médicales on envisage les courants d'induction comme étant tous de même sens que le courant induit de fermeture; ce dernier donne donc le nom de ses pôles aux deux réophores de l'appareil; le pôle négatif sera appliqué sur l'utérus, le pôle positif sur l'abdomen.

5° Comme nous ne possédons pas d'instruments pratiques pour la mensuration exacte de l'intensité des courants d'induction, il faut se guider, pour régler d'une manière convenable la quantité et la tension des courants, sur la tolérance des malades et sur la réaction de leur sensibilité lorsque cette dernière est conservée. *La faradisation utérine ne doit jamais être douloureuse.* Dès que le sujet accuse une sensation pénible provoquée par le passage du courant, c'est que l'intensité est trop élevée ou que les interruptions sont trop fréquentes. Toutefois cette absence d'instruments de mesure n'a aucune conséquence fâcheuse, car la faradisation ne produit pas sur les tissus les mêmes effets caustiques que la galvanisation.

Manuel opératoire. — La méthode monopolaire est celle que nous utilisons.

L'excitateur utérin le plus simple et le plus commode est la sonde de Tripier; elle a la forme et les dimensions d'un hystéromètre ordinaire; elle est recouverte d'un enduit isolant jusqu'à deux centimètres et demi environ de son extrémité. Il est bon d'avoir à sa disposition des excitateurs de calibres variables, les uns droits, les autres recourbés vers leur extrémité. D'ailleurs ces excitateurs sont malléables et on peut leur donner des courbures différentes, lorsque, par exemple, l'utérus étant fortement incliné sur le vagin, le col est reporté très en arrière et difficilement accessible.

Pour introduire l'excitateur, on doit autant que possible se dispenser de faire usage du spéculum; son emploi est parfois dangereux et éveille souvent la susceptibilité des malades; on enfonce l'index de la main droite en pronation dans le vagin jusqu'à ce qu'on ait atteint la lèvre postérieure du col; puis avec la main gauche on fait glisser l'électrode le long du doigt ainsi disposé et on la fait pénétrer doucement dans le canal cervical, puis dans la cavité de l'utérus aussi haut que le permettent la situation et la conformation de cet organe. Du reste, que la sonde pénètre plus ou moins profondément, cela ne paraît pas avoir une grande importance, car nous avons remarqué dans l'une de nos observations qu'une simple application intra-cervicale donnait lieu à des contractions énergiques de la matrice entière. Aussi chez les vierges, où l'orifice est parfois inaccessible, peut-on se contenter de placer l'excitateur contre le col utérin. Souvent même la faradisation lombosus-pubienne, c'est-à-dire une simple application percutanée du courant, donne des résultats favorables, mais moins rapides et moins certains. On peut se demander, étant donnée la disposition des fibres utérines, s'il n'y aurait pas un point spécial, une sorte de lieu d'élection, pour l'application de l'excitateur utérin, capable de donner des contractions de l'organe tout entier.

La sonde une fois en place, on relie son extrémité inférieure au pôle négatif de l'appareil et on dispose sur l'abdomen le pôle positif. Celui-ci consiste en un simple bouton de charbon recouvert de peau de chamois humide, ou mieux en une plaque d'étain assez large recouverte de la même façon.

Le courant direct étant établi, on fait avancer insensiblement, au moyen de la vis, la bobine induite vers la bobine inductrice et l'on règle la rapidité des interruptions. Dès que l'on perçoit à la main des contractions régulières et énergiques de l'utérus, on cesse de faire avancer la bobine, pour ne la toucher que de loin en loin, de façon à maintenir constante l'intensité de ces contractions. Pour les métrorrhagies les séances ne doivent pas dépasser trois minutes ; plus longues, elles fatigueraient le muscle utérin au lieu d'augmenter sa tonicité ; il est préférable de les répéter plusieurs fois dans la même journée, s'il y a lieu. En général, deux ou trois interventions suffisent pour arrêter les écoulements les plus rebelles, et les exemples ne sont pas rares où une seule application a suffi pour obtenir ce résultat. Au moment où l'on va cesser la faradisation on ramène progressivement la bobine induite en arrière ; on arrête le courant et on retire la sonde ; si l'état de la malade lui a permis de se déplacer, elle peut sans inconvénient regagner son domicile ; nous ne croyons pas en effet qu'un léger exercice, qui ne va pas jusqu'à la fatigue, puisse nuire à l'efficacité du traitement. Il est inutile d'ajouter que les soins antiseptiques ne devront pas être négligés. Nous n'avons noté aucun cas d'infection, soit dans notre pratique, soit dans les auteurs que nous avons consultés ; faut-il voir dans cette coïncidence un effet du traitement ? Nous n'oserions l'affirmer, mais nous devons toutefois la signaler.

Les sondes, conservées dans une solution phéniquée ou de sublimé à 1 p. 1000, seront nettoyées avec soin après chaque intervention.

SUPÉRIORITÉ DE LA FARADISATION SUR LA GALVANISATION DANS LE TRAITEMENT DES MÉTRORRHAGIES.

Dans la première partie de notre travail nous avons essayé de montrer que, jusqu'à nos jours, fort peu de praticiens avaient utilisé le courant faradique, et que la grande majorité des électrothérapeutes avaient recours à la galvanisation lorsqu'ils se trouvaient en présence d'une hémorrhagie utérine.

Nous pouvons nous expliquer facilement cette sorte de préférence qu'ils donnent au courant continu. En effet ils ne voient souvent dans l'hémorrhagie que le symptôme plus au moins grave d'une affection utérine, et lorsque dans ces cas ils emploient la galvanocaustique, ils ne s'attaquent pas à ce symptôme mais ils veulent atteindre plus loin et agir sur la cause elle-même. Dans les métrites hémorrhagiques, par exemple, ce n'est pas contre l'écoulement sanguin qu'ils luttent, mais bien contre la métrite. Or la faradisation n'étant connue que pour sa propriété de provoquer simplement des contractions du muscle utérin, ils ne voient pas en elle un agent suffisamment puissant pour lutter contre la cause du mal, et dès lors ils ne l'utilisent pas.

Les effets électrolytiques, chimiques et caustiques du courant continu, l'action si différente de ses deux pôles leur semblent posséder des propriétés autrement actives, et par suite plus séduisantes, pour agir directement sur les tissus utérins. Aussi Ciniselli (1869), Cutter et Semeleder (1871) s'attaquent-ils audacieusement aux tumeurs utérines, dans lesquelles ils enfoncent leurs électrodes (acupuncture, galvanopuncture); A. Martin (1879), plus prudent, fait simplement passer à travers les tumeurs des courants intenses auxquels il attribue un *pouvoir électro-atrophique ;* Tripier fait à son tour de la galvanocaustique et des essais de cautérisation tubulaire; Apostoli enfin, s'inspirant des idées de son maître et des tentatives de ses prédécesseurs, établit les bases d'une méthode qui porte son nom : la galvanocaustique chimique intra-utérine.

La construction de galvanomètres gradués en milliampères, en facilitant la mesure exacte des courants utilisés, a porté le dernier coup à la faradisation désormais reléguée au second plan; elle passe au rang des médications palliatives et préventives et on ne lui attribue aucun effet curateur. Les résultats de Tripier et de ses devanciers tombent dans l'oubli. Tout le monde connait aujourd'hui la méthode d'Apostoli; elle peut se résumer ainsi : « Appliquer à l'utérus un courant de pile à l'état constant à dose suffisante pour détruire la muqueuse et pour produire une dérivation salutaire ». Les résultats obtenus par l'emploi de cette médication, dans les affections diverses contre lesquelles elle est dirigée, ont été de tout temps discutés, et nombreuses sont les objections que l'on peut formuler contre elle; nous n'entrerons pas dans ces considérations; nous n'avons ici simplement à nous occuper que de son application, de ses effets, de ses inconvénients et à contrôler ses résultats dans le traitement du symptôme qui nous intéresse, c'est-à-dire dans les hémorrhagies utérines; nous la comparerons ensuite à la faradisation.

Les partisans de la galvanocaustique préconisent surtout cette méthode dans le traitement des métrites chroniques, en particulier de l'endométrite, et dans celui des fibromes utérins.

Lorsqu'on se trouve en présence d'une métrite hémorrhagique et que l'on applique des courants continus intenses, on peut au bout d'un temps plus ou moins long produire presque toujours un effet hémostatique; c'est là un fait absolument certain et reconnu par tout le monde. Mais lorsqu'il s'agit d'apprécier une médication, il ne faut pas seulement considérer les résultats présents, il faut encore, pour la juger à sa vraie valeur, envisager les résultats plus éloignés. Or, dans la galvanocaustique intra-utérine, l'arrêt de l'hémorrhagie. qui parfois peut se produire après la première application, peut nécessiter plusieurs séances et faire même défaut; parfois aussi la métrorrhagie, au lieu de cesser, augmente dès le début. Apostoli donne deux explications de ce fait que lui-même avait constaté.

1º L'hystérométrie plus ou moins bien faite peut provoquer le retour d'une perte antérieure par un traumatisme intra-utérin au moment de l'entrée et de la sortie de la sonde. 2º La chute des premières escharres, lorsque le tissu cicatriciel n'est pas encore assez résistant, peut également favoriser le rappel d'effusions sanguines. La méthode de la galvanocaustique présente donc des cas d'insuccès. Cet arrêt complet des hémorrhagies peut encore faire défaut par suite de l'intolérance de certaines malades qui limitent involontairement l'intervention. Cette intolérance peut être diathésique comme chez certaines hystériques qui ne tolèrent que des doses moyennes insuffisantes pour produire et obtenir un effet rapide; elle peut être encore d'ordre inflammatoire et due à l'existence d'une périmétrite ou d'un phlegmon quelconque qui entravent d'une façon plus puissante encore, surtout dans les formes aiguës, toute intervention énergique. En outre de ces cas d'insuccès cette méthode présente par elle-même des inconvénients sérieux tenant, les uns au procédé opératoire, les autres aux conséquences éloignées de l'intervention.

Parmi les premiers nous signalerons : la difficulté très grande que l'on éprouve parfois pour introduire complètement la sonde dans un utérus déplacé ou déformé par la présence d'une tumeur et de cautériser par suite tous les points de la cavité utérine; l'emploi comme électrode inerte d'un large gâteau d'argile qui se moule sur la paroi abdominale et est souvent gênant et incommode; la douleur que provoquent le passage du courant et la formation de l'escarre; la nécessité, pour la malade, de rester couchée pendant quelques heures après chaque séance; l'emploi pour la galvano-caustique de courants de haute intensité pouvant aller jusqu'à 250 milliampères, et qui à cette dose peuvent devenir dangereux; enfin, la difficulté d'apprécier dans chaque cas l'intensité à utiliser. Delétang dit à ce propos : « Les effets caustiques et électrolytiques augmentent avec l'intensité du courant. En est-il de même des effets curateurs?

« A quelle dose le courant cesse-t-il d'être thérapeutique et devient-il dangereux pour les malades, soit en produisant des escarres trop profondes, soit en causant dans l'intimité des tissus des modifications trop brutales? » A ce point de vue là, la galvanisation est donc une intervention un peu aveugle.

Quant aux conséquences éloignées du traitement, elles sont encore plus graves et constituent des objections sérieuses à l'emploi de la méthode. D'abord la chute de l'escarre peut provoquer une hémorrhagie redoutable comme nous en avons cité un exemple dans notre observation VIII. La cautérisation interne et la cicatrisation consécutive peuvent amener une atrésie parfois considérable du col et du corps de l'utérus, qui, plus tard s'accompagne de dysménorrhée et nécessite alors une dilatation graduelle. Enfin cette atrésie peut être à son tour une cause de stérilité.

De nos jours la galvanisation est seule utilisée comme traitement électrique des métrorrhagies, (à l'exception cependant des hémorrhagies de la période de gestation ou *post partum*, pour

...esquelles la faradisation reste la médication de choix, grâce à son action sur la fibre musculaire), mais nous venons de voir aussi que cette méthode n'est pas toujours d'une application facile et qu'elle donne des résultats incertains. Nous allons maintenant montrer que la faradisation lui est supérieure à tous les points de vue. Son champ d'action est plus étendu; ses effets plus rapides et plus sûrs; son emploi plus simple et exempt de danger; elle n'expose pas les malades à des conséquences fâcheuses et améliore d'une façon très notable tous les phénomènes subjectifs (douleurs de reins, sensation de pesanteur, etc.).

Tripier, le véritable fondateur de l'électrothérapie gynécologique, s'est servi de la galvanocaustique et de la faradisation; mais après avoir utilisé la première, il y renonça bientôt pour n'employer que la seconde, qu'il érigea en méthode générale pour le traitement des affections utérines, car il avait été frappé des bons effets que l'on pouvait retirer de son emploi.

M. Doumer lui-même, il y a déjà quelques années, adoptant le courant d'idées qui existait à ce moment-là et qui était provoqué par les nombreuses publications d'Apostoli et de ses élèves, employa la galvanisation pour le traitement des métrorrhagies. Il ne retira pas de cette application tout le bénéfice qu'il était en droit d'espérer en lisant les communications des autres praticiens. Voici en effet, ce que dit à ce sujet son élève M. Louart, dans sa thèse intitulée : *De l'influence du courant continu dans les métrorrhagies* (p. 40) :

« Quoique tous les résultats que nous publions dans ce travail soient favorables à l'intervention électrique par les courants continus dans les métrorrhagies, nous ne voudrions pas laisser croire que nous pensions qu'elle soit la seule indiquée dans tous les cas et que la faradisation telle que la pratique Tripier soit désormais à abandonner. Nous pensons au contraire qu'il y a des cas où la faradisation trouve des indications sérieuses et où elle peut reprendre le pas sur la galvanisation. Notre intention n'a pas été d'en faire ici une étude comparative avec ce dernier mode d'électrisation. Nous n'avons pas non plus l'intention de prétendre que la galvanisation réussisse dans tous les cas d'hémorrhagie où on l'emploie. Nous nous empressons d'ailleurs de dire que cependant l'arrêt des hémorrhagies est la règle. »

Nos recherches nous ont conduit aux mêmes conclusions; ce que pensait Tripier de la faradisation, ce qu'avait entrevu notre maître, M. le Professeur Doumer, nos observations l'ont amplement confirmé. D'après les deux premières, dues à Tripier; les quatre suivantes, dues à Massey; la onzième, due à M. Doumer; la seizième qui nous est personnelle, ainsi que par les faits isolés signalés par les premiers auteurs qui ont employé la faradisation, on peut affirmer que celle-ci donne des résultats indéniables, rapides et véritablement remarquables dans les hémorrhagies *post partum*, consécutives à un accouchement ou à un avortement, et dans toutes celles qui sont liées à une atonie de la fibre musculaire de l'utérus, à un défaut de sa contraction ou à un arrêt de l'involution de cet organe; les observations de Massey nous montrent, en outre, que dans ces cas l'électrolyse échoue, et actuellement les plus chauds partisans du galvanisme sont les premiers à reconnaître eux-mêmes dans ces occasions les bons effets du courant induit. Celui-ci est d'ailleurs bien supérieur à l'ergot de seigle, injustement appelé *faradiseur général*. Il possède sur lui deux avantages précieux : d'abord son action est plus rapide et plus certaine; puis il constitue un médicament facilement dosable, n'agissant que sur le muscle utérin et n'entraînant pas après lui les phénomènes d'intoxication que provoque souvent l'ingestion d'une trop forte quantité d'ergot de seigle; on peut en effet, sans inconvénient, rapprocher les séances de faradisation jusqu'à ce que l'on obtienne l'hémostase, et celle-ci nécessite rarement plus de quatre interventions; en général deux ou trois séances suffisent pour tarir les écoulements sanguins les plus rebelles.

Les observations VII, VIII, IX, XII et XIV nous font voir encore les heureux bénéfices que l'on peut retirer de la faradisation dans certains cas de congestion utérine, d'engorgements de la matrice dus à de la stase sanguine, à un arrêt de la circulation en retour : états pathologiques assez complexes, improprement et trop souvent qualifiés du mot vague de métrites, et que Tripier dénomme avec plus de raison *hyperplasies conjonctives*.

La même action favorable se constate encore dans les ménorrhagies (que l'on ne peut rattacher à aucune affection organique certaine et qui ne sont en somme qu'une simple exagération du flux cataménial), dans les métrorrhagies de la ménopause et dans celles qui sont liées à une déviation de la matrice (Obs. XIII).

Enfin les observations X, XIII et XV nous montrent que dans les hémorrhagies accompagnant les fibromes, la faradisation est loin d'être impuissante. Elle reste évidemment sans influence sur la tumeur, dont le volume ne varie pas, mais elle agit, comme dans les cas précédents, sur l'écoulement sanguin, qu'elle diminue d'abord et finit par arrêter. Ici ses effets sont peut-être un peu plus longs à se manifester, mais ils restent malgré tout plus rapides et aussi certains que ceux obtenus avec la galvanocaustique, employée presque toujours en pareilles circonstances. Si cette dernière méthode est restée en honneur, c'est à cause de la réputation qu'elle possède d'agir sur le fibrome; toutefois sans vouloir discuter cette grave question, qui est encore loin d'être résolue de nos jours, nous sommes cependant bien forcé de constater qu'elle a été employée souvent sans succès. Or, puisque la galvanisation est parfois impuissante à amener la régression des tumeurs, pourquoi ne pas s'adresser directement à la faradisation pour le traitement des hémorrhagies? Cette méthode promet moins peut-être, mais elle ne laisse pas, par contre, de déception, car si elle n'agit pas sur le fibrome, on peut compter qu'elle arrêtera l'écoulement sanguin, et c'est faire, croyons-nous, un grand pas, que de se rendre maître de ce symptôme dominant qui accable et désespère les malades, et de faire cesser ces interminables hémorrhagies qui entraînent souvent après elles des troubles physiques et moraux assez intenses pour menacer parfois la vie.

Nous n'essayerons pas d'expliquer ici le pouvoir hémostatique du courant faradique; cette tâche est encore au-dessus de nos connaissances. Diverses théories ont été émises sur les propriétés physiologiques de l'induction; nous ne les passerons pas en revue, car elles sont encore hypothétiques et ne nous permettent pas d'apporter ici une opinion certaine et indiscutable. Nous croyons cependant avec Duchenne et Tripier, les maîtres du faradisme, que cette forme d'électricité est autre chose qu'un agent purement mécanique. Si elle est dépourvue de toute action chimique, à l'encontre du courant galvanique, elle réveille en revanche la contractilité musculaire d'une façon prompte et énergique, active en même temps les phénomènes de la nutrition, favorise la résorption des exsudats et empêche la stase des liquides sanguins et lymphatiques. Nous ne serions même pas éloigné de croire qu'elle agit particulièrement sur les ramifications du grand sympathique (Duchenne). Si cette dernière hypothèse était un jour démontrée par l'expérience, la faradisation serait définitivement admise comme le seul traitement efficace de nombreuses affections qui restent encore sans indication thérapeutique nette et précise.

Quoiqu'il en soit, ce que nous avons voulu prouver c'est que la faradisation doit sortir de l'oubli où l'ont jetée les travaux d'une école nouvelle, peut-être trop enthousiaste de succès pas encore assez confirmés. Lorsqu'un médecin se trouve en présence d'une métrorrhagie qui revêt par son importance les caractères d'une véritable maladie, quelle que soit la cause qui lui a donné naissance,

son devoir est de la combattre avant tout et cela par les moyens
les plus rapides, les plus faciles, les plus certains et les moins douloureux. Ces moyens il les trouve réunis dans la faradisation.
L'hémorrhagie une fois conjurée, la galvanisation pourra inter-
venir à son tour dans le traitement de la cause; nous sommes loin
de la repousser et notre but n'est pas de la suppléer totalement par
la faradisation. Non; courants continus et courants induits sont
des agents thérapeutiques que nous sommes trop heureux de posséder en gynécologie pour ne pas les utiliser selon les indications
du moment. Mais à chacun son rôle, et nous ne croyons pas que
pour les hémorrhagies utérines la faradisation doive céder le pas
à la galvanisation.

CONCLUSIONS

De l'étude comparée de la faradisation et de la galvanisation dans le traitement des hémorrhagies utérines, il ressort les conclusions suivantes :

1° La faradisation est la méthode de choix pour le traitement des métrorrhagies ;

2° Son champ d'action est plus étendu que celui de la galvanisation ;

3° Elle arrête sûrement l'écoulement sanguin après un petit nombre d'applications que l'on peut faire à intervalles très rapprochés ;

4° Son mode d'emploi est beaucoup plus facile ;

5° Elle n'expose pas les malades aux suites fâcheuses qui sont à redouter dans la galvanocaustique ;

6° Elle est indolore et fait disparaître très rapidement la plupart des phénomènes subjectifs.

BIBLIOGRAPHIE

Masson. *Effets physiologiques des courants induits* (*Annales de Chimie et de Physique*, 1837, t. LXXI).

Bouchardat. *Manuel de matière médicale, de thérapeutique et de pharmacie* (t. I : Électricité, 1896).

Becquerel. (A.) *Applications de l'électricité à la thérapeutique* (Paris, 1857).

Beau. *Faradisation dans les engorgements inflammatoires du col utérin* (*Gazette des hôpitaux*, 1860, n° 144).

Onimus et Legros. *De l'influence des différents courants électriques sur la nutrition* (*Gazette des hôpitaux*, janvier 1869).

Duchenne (de Boulogne). *De l'électrisation localisée et de son application à la physiologie, à la pathologie et à la thérapeutique* (Paris, 1872).

Tripier. *Leçons cliniques sur les maladies de la femme* (1831).

Dixon Mann. *Uterine electrotherapeutics* (*Lancet*, 1881, n°ˢ 48 et 129).

Tripier. *Manuel d'Électrothérapie* (Paris 1881).

Onimus et Bonnefoy. *Guide pratique d'Électrothérapie* (Paris, 1882).

Onimus. *Étude physiologique et pathologique sur l'électrisation et la contractilité de la matrice* (*Archives générales de médecine*, juin 1883).

Erb. (W.). *Electrothérapie* (traduit de l'allemand par Rueff, 1884).

J. Betton Massey. *Electricity in the diseases of women* (London, 1890).

A. Lapthorn et Smith. *De la faradisation bipolaire en gynécologie* (*Medical News*, janvier 1890).

A. D. Rocwell. *Observations générales dans l'emploi de l'électricité en gynécologie* (*Medical News*, 25 janvier 1890).

Bigelow. *An International system of electro-therapeutics* (London, 1895).

Franklin (H.-Martin). *Electricity. Diseases of women and obstetrics* (Chicago, 1892)

Louart. *De l'influence du courant continu dans les métrorrhagies* (Thèse de Lille, 1896).

Régnier. *Traitement des maladies des femmes par l'électricité* (Paris, 1896).

H. Bordier. *Précis d'Électrothérapie* (Paris 1897).

L. Brivois. *Manuel d'Électrothérapie* (Paris, 1897).

Apostoli. *Travaux d'Électrothérapie gynécologique* (fascicules I et II, Paris, 1894).

Apostoli. *Nouveau traitement de la métrite chronique par la galvanocaustique chimique intra-utérine* (*Nouvelles Archives d'Obstétrique et de Gynécologie*, Paris, 1896).

COULOMMIERS

Imprimerie PAUL BRODARD.

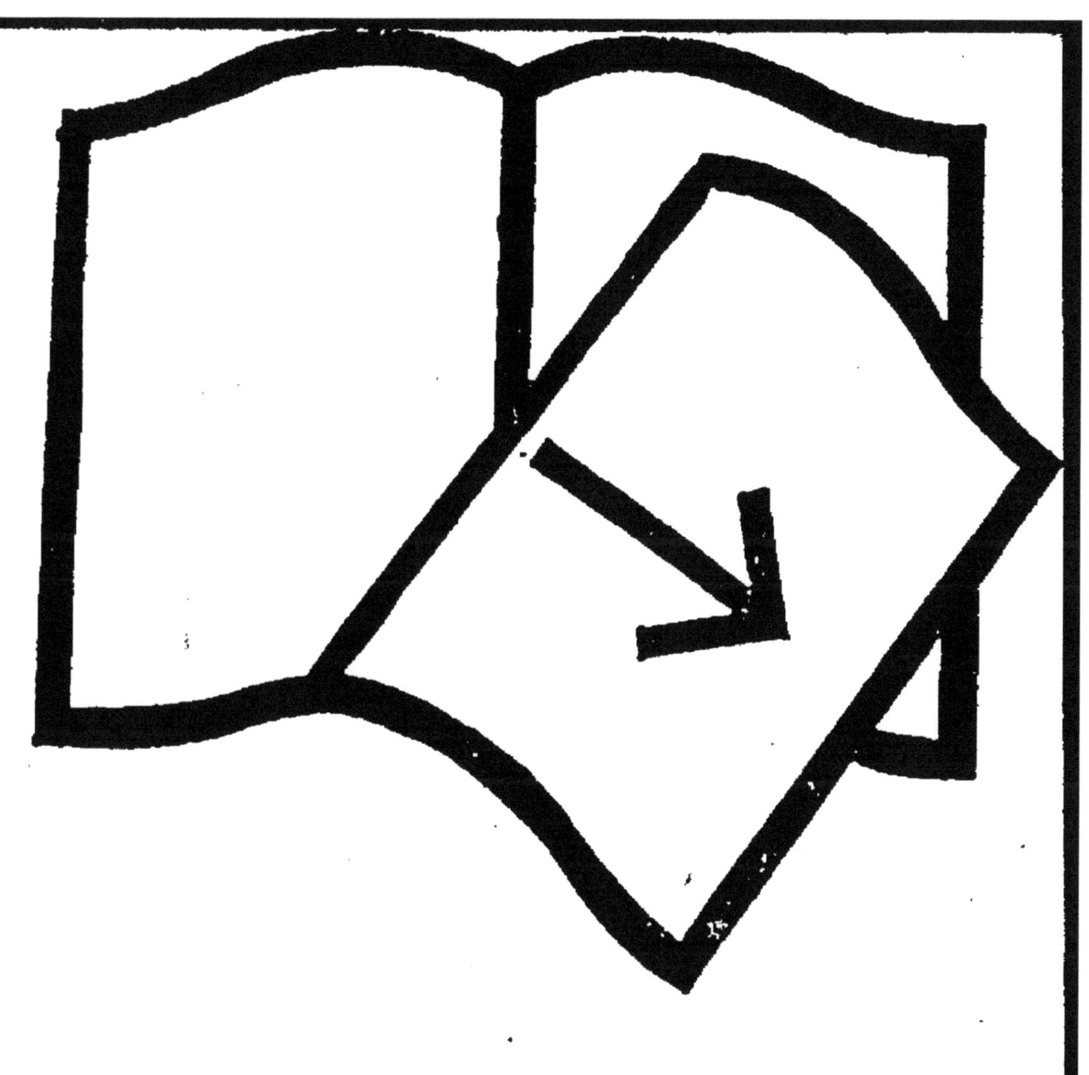

Documents manquants (pages, cahiers...)
NF Z 43-120-13

9 782016 128183